De l'influence
DU PLAISIR
DANS
LE TRAITEMENT DES MALADIES,

PAR M. RICHOND DES BRUS,

DOCTEUR EN MÉDECINE DE LA FACULTÉ DE PARIS,

CHEVALIER DE LA LÉGION-D'HONNEUR, CONSEILLER DE PRÉFECTURE, DÉPUTÉ
DU DÉPARTEMENT DE LA HAUTE-LOIRE, ANCIEN SECRÉTAIRE GÉNÉRAL,
EX-CHIRURGIEN AIDE-MAJOR DE L'HOPITAL MILITAIRE DE STRAS-
BOURG, ASSOCIÉ CORRESPONDANT DES SOCIÉTÉS DE MÉDECINE
DE BORDEAUX, TOULOUSE, METZ, STRASBOURG, MAR-
SEILLE; DE L'ACADÉMIE DES SCIENCES ET BELLES-
LETTRES DE DIJON; DE L'ACADÉMIE DU GARD,
D'AGEN, DE MENDE; ET MEMBRE RÉSIDANT
DE LA SOCIÉTÉ D'AGRICULTURE, SCIEN-
CES, ARTS ET COMMERCE DU PUY.

AU PUY,

IMPRIMERIE D'ALEXIS GUILHAUME.

—

1844.

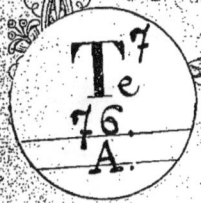

OUVRAGES DIVERS

PUBLIÉS PAR M. RICHOND DES BRUS.

DE L'INFLUENCE DE L'ESTOMAC sur la production de l'apoplexie, ouvrage in-8° couronné par la Société royale de médecine de Bordeaux. — 1824.

DE LA NON-EXISTENCE DU VIRUS VÉNÉRIEN, prouvée par l'observation, le raisonnement et l'expérience, avec un Traité pratique des maux vénériens. 3 volumes in-8°. — 1826.

MÉMOIRE MÉDICO-LÉGAL, approuvé par les médecins légistes des trois Facultés, qui démontra l'innocence de 3 malheureux qui gémissaient depuis 3 ans au bagne, comme coupables d'un prétendu assassinat, et amena leur réhabilitation. In-4°. — 1821.

MÉMOIRE sur les luxations de la colonne vertébrale, considérées sous le point de vue médico-légal. — 1822.

MÉMOIRE sur l'efficacité de l'iode dans le traitement de l'uréthrite et des maux vénériens *(Archives générales de médecine)*.

MÉMOIRE sur les maux vénériens et les avantages d'un traitement rationnel *(Archives)*.

OBSERVATIONS DIVERSES sur l'utilité de l'iode *(Journal de la médecine physiologique)*.

MÉMOIRE sur l'influence de l'estomac sur la production d'affections cérébrales *(Journal de la médecine physiol.)*.

MÉMOIRE sur les combustions spontanées *(Annales de la Société du Puy)*.

BIOGRAPHIE des Médecins de la Haute-Loire *(Ibidem)*.

MÉMOIRE sur le choléra-morbus de l'Inde *(Journal de la médecine physiologique)*. Etc., etc., etc.

De l'influence

DU PLAISIR

DANS

LE TRAITEMENT DES MALADIES.

DE L'IMPRIMERIE D'ALEXIS GUILHAUME,

AU PUY, RUE DU COLLÉGE.

DE L'INFLUENCE DU PLAISIR

DANS

LE TRAITEMENT DES MALADIES,

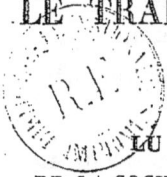

MÉMOIRE

LU DANS UNE SÉANCE PUBLIQUE

DE LA SOCIÉTÉ D'AGRICULTURE, SCIENCES ET ARTS,
DU PUY (HAUTE-LOIRE),

PAR M. RICHOND DES BRUS,

DOCTEUR EN MÉDECINE DE LA FACULTÉ DE PARIS,

CHEVALIER DE LA LÉGION-D'HONNEUR, CONSEILLER DE PRÉFECTURE, DÉPUTÉ
DU DÉPARTEMENT DE LA HAUTE-LOIRE, ANCIEN SECRÉTAIRE GÉNÉRAL,
EX-CHIRURGIEN AIDE-MAJOR DE L'HOPITAL MILITAIRE DE STRAS-
BOURG, ASSOCIÉ CORRESPONDANT DES SOCIÉTÉS DE MÉDECINE
DE BORDEAUX, TOULOUSE, METZ, STRASBOURG, MAR-
SEILLE ; DE L'ACADÉMIE DES SCIENCES ET BELLES-
LETTRES DE DIJON ; DE L'ACADÉMIE DU GARD,
D'AGEN, DE MENDE, ET MEMBRE RÉSIDANT
DE LA SOCIÉTÉ D'AGRICULTURE, SCIEN-
CES, ARTS ET COMMERCE DU PUY.

> Le plaisir sied très-bien au sage,
> Il ressemble aux vins délicats,
> On peut s'en permettre l'usage.
> Buvez, ne vous enivrez pas.
> (*Voltaire.*)

MESSIEURS,

Personne ne méconnaît aujourd'hui la profonde
influence qu'exercent l'un sur l'autre, le physique
et le moral. Chacun sait par expérience, que suivant que les fonctions organiques se font avec plus
ou moins de régularité, les idées sont plus ou

moins faciles, le caractère est plus ou moins doux, les sensations sont plus ou moins agréables, et de même, suivant que des soucis attristent l'esprit ou que des motifs de satisfaction lui rendent la sérénité, les fonctions sont plus ou moins régulières. Je croirais donc abuser de vos momens, en vous présentant des considérations qui n'auraient rien de neuf, et en parcourant un champ sur lequel les Bordeu, les Cabanis, les Tissot, les Broussais ont laissé si peu de choses à glaner. Je me bornerai, dans ce mémoire, à prouver que le plaisir est utile dans presque toutes les maladies, et que, dans quelques-unes, il peut être considéré comme un puissant moyen thérapeutique. Pour traiter ce sujet d'une manière convenable, il aurait fallu présenter des considérations physiologiques et médicales beaucoup plus étendues que ne pouvaient le permettre les bornes que je devais me prescrire ; aussi, forcé de ne présenter qu'une espèce d'esquisse rapide, je m'estimerai heureux si je parviens à fixer votre attention, et si je ne fais point naître dans cette enceinte un sentiment opposé à celui dont je vais tâcher de faire ressortir l'importance.

Le plaisir est indispensable à la conservation de l'homme ; sans lui, les fonctions les plus importantes pourraient être négligées ; la vie, réduite à une série d'actes végétatifs, s'écoulerait sans charmes, serait perdue sans regrets, et ne vaudrait pas la peine qu'on fît des efforts pour la conserver. Aussi, mère prévoyante, la nature a placé ce séduisant appât dans tous les actes qui lui importent le plus, et par surcroît de précaution, elle a mis la douleur à côté, pour nous avertir de nos excès, et nous contraindre là où l'aiguillon du plaisir serait insuffisant pour nous décider à obéir à son impulsion.

C'est donc avec raison qu'on peut dire « qu'avant que la voix impérieuse de la douleur nous commande, l'attrait du plaisir nous invite, et que le besoin ne se fait sentir que lorsque nous avons résisté au désir qui nous flatte (1). »

Plaisir ou douleur, tel est le résultat définitif de toutes nos impressions. Jouir et nous préparer les moyens de nous procurer des jouissances à venir; nous soustraire à des peines présentes, et tâcher de prévenir celles que nous pourrions avoir un jour : voilà le but de toutes nos actions, l'histoire de toute notre vie.

Libérale envers nous, la nature nous a ouvert une source de plaisirs variés, et nous a donné une sensibilité exquise pour pouvoir les apprécier. C'est à nous à savoir en user modérément, et à ne pas

(1) Berthier, thèse inaug.

outrepasser les bornes qu'elle nous a prescrites.
Voltaire a dit avec raison :

> Les plaisirs sont des fleurs que notre divin Maître,
> Dans les ronces du Monde autour de nous fit naître ;
> . . . .
> Mais s'il faut les cueillir, c'est d'une main légère.
> On flétrit aisément leur beauté passagère.

La satisfaction des besoins organiques, l'exécu-
tion régulière des fonctions, l'exercice de l'intelligence, les affections du cœur, peuvent tour-à-tour
nous procurer de grandes jouissances. L'art d'être
heureux consiste à savoir varier ses impressions
avant d'avoir éprouvé la satiété, et à ne pas les
prolonger ou reproduire assez pour fatiguer les
organes qui les reçoivent. Mais où trouver cet
équilibre parfait qui est le garant d'une santé durable ? Misérables jouets de nos passions, nous
poursuivons avec activité et persévérance un fan-
tôme de bonheur qui nous fuit sans cesse ; nous
nous laissons entraîner sur une mer orageuse et
pleine d'écueils ; et, trop souvent, ce n'est que
lorsque l'âge amène la tardive raison, ou lorsque
nos organes affaiblis se refusent à seconder nos
désirs, que nous reconnaissons notre erreur et que
nous gémissons sur le mauvais emploi de notre vie.
Ah ! si le mal de tête pouvait venir avant le boire,
disait Montaigne ! Malheureusement nous n'acqué-
rons ordinairement l'expérience qu'à l'école du

malheur, et nous n'apprécions les avantages de la modération que lorsque nous ne sommes plus en état d'en profiter.

Peut-on établir d'une manière positive quels sont les plaisirs les plus vifs, les plus doux ? je ne le crois pas. Les plaisirs, en général, ne sont que relatifs. Chacun, suivant son âge, son sexe, son tempérament, sa position sociale, l'éducation qu'il a reçue, les circonstances dans lesquelles il s'est trouvé placé, les climats qu'il habite, et suivant une foule d'autres circonstances, recherche avec empressement tel ou tel d'entre eux. Celui qui souffre n'en voit pas de plus doux que la cessation de ses maux. Celui qui, long-temps enfermé dans un cachot obscur, peut tout-à-coup promener ses regards sur les beautés de la nature, contemple avec ravissement la voûte azurée qui semble nous servir de dôme, et les brillantes couleurs des fleurs qui émaillent nos prairies ; il écoute avec transport le doux gazouillement des habitans de l'air, et ne conçoit pas, dans son enthousiasme, que l'homme puisse rester froid et indifférent devant ce spectacle enchanteur. Celui qui est obligé d'acquérir par des travaux pénibles et journaliers les faibles moyens d'entretenir une vie misérable, implore les faveurs de la fortune, et croirait n'avoir rien à désirer si cette déesse capricieuse jetait sur lui un regard bienveillant. Un autre met au-dessus de tout le plaisir de la gloire, de la renommée. Celui-ci place au premier rang le plaisir de faire le bien, et répète, avec Titus, « j'ai perdu un jour, » lorsqu'il s'est passé sans qu'il ait pu faire quelque heureux. Quelle comparaison pourrions-nous établir entre le plaisir qu'a l'homme à se livrer aux élans d'une imagination exaltée, à s'occuper des nobles travaux des sciences ou des arts, et celui qu'il a à satisfaire un besoin organique? Pouvons-nous mettre en parrallèle les plaisirs d'une Cléopâtre, d'une Messaline, avec celui que goûtait Brutus dans le culte de la liberté, Lucullus, dans une vie fastueuse, et Cincinnatus, dans la consécration d'un bras victorieux à l'entretien de son modeste héritage? Comparerons-nous le plaisir qu'avaient à faire verser des larmes, les Tibère, les Néron, avec celui qu'avaient à les essuyer et à les tarir les Titus, les Henri IV et les Saint-Vincent-de-Paul? Pourrons-nous dire enfin lequel jouissait le plus, d'Archimède, lorsque, transporté, il courait tout nu les rues de Syracuse, en s'écriant qu'il avait résolu le problème du roi, ou de Montesquieu, lorsque, sur les rives de Marseille, il donnait, sans se faire connaître la rançon d'un père de famille esclave à Alger? Non, Messieurs; cela me paraît impossible : les plaisirs, comme les passions, se sentent et ne s'expliquent

pas ; l'on peut seulement dire , en général, qu'ils
sont d'autant plus vifs qu'ils sont produits par les
combinaisons de l'intelligence , et qu'ils sont plus
durables lorsqu'ils sont dus aux sentimens du cœur.
Mais les exceptions à ces règles sont infinies. Ne
nous lançons donc point dans des recherches sans
intérêt, et bornons-nous à prouver que, quoique
produit par mille causes diverses, le plaisir est utile
lorsqu'il est modéré.

L'organe qui reçoit l'impression du plaisir
éprouve en général une espèce d'intumescence ou
de gonflement. Il semble qu'il se dilate pour mieux
recevoir le contact du corps qui le produit, et
qu'il veuille aller au-devant de lui comme pour
se l'incorporer. Le cerveau auquel est transmise la
sensation agréable, la perçoit, et s'efforce d'en prolonger la durée. Bien plus, il fait participer toutes
les autres parties du corps, et notamment les viscères, au bien-être qu'il éprouve. Un mouvement
d'expansion générale semble se manifester, le cœur
bat avec plus d'activité, la peau devient plus
chaude, la physionomie s'épanouit, les yeux deviennent brillans, le sourire se place sur les lèvres,
les idées sont conçues avec plus de facilité, un
sentiment de bienveillance pour les personnes qui
entourent, semble naître spontanément; on éprouve
un bien-être, une satisfaction générale qu'on désire

*

faire partager et qui active toutes les fonctions organiques. Il est donc évident que le plaisir est un
léger stimulant, qui doit être favorable à la santé
(lorsqu'il ne détermine point de secousses trop
vives) en activant légèrement les fonctions ; en
entretenant le cerveau dans des dispositions favorables ; en dissipant ou prévenant les effets fâcheux
qu'occasionnent les affections tristes de l'âme ; en
faisant une diversion heureuse ; en distrayant l'âme
affaissée sous le poids de la douleur, et en prévenant cette tension des nerfs qu'occasionne le mal.
Le plaisir, a dit avec raison *Mackensie*, est la
puissance tutélaire de la santé, et l'antidote des
maladies. Celui qui sait se conformer aux lois douces
et conservatrices que nous a tracées la nature, et
qui, modeste dans ses goûts, simple dans ses habitudes, modéré dans ses travaux, recherche les
plaisirs doux et tranquilles, et ne commet pas
d'excès, a pour récompense une santé ferme et
durable. « Pour vivre long-temps, disait Platon,
livrons-nous à une joie modérée, nourrissons notre
âme de cette céleste ambroisie des dieux, de cette
sérénité d'esprit qui nous élève par la contemplation
dans un asile tranquille, où ne viennent point nous
tourmenter des passions farouches et agrestes. »
S'il était moins utile, le plaisir ne serait pas recher-
ché avec tant d'empressement par tous les hommes;

mais chacun acquiert bien vîte l'expérience des effets salutaires qu'il produit, et dès-lors on s'efforce de se le procurer. C'est surtout dans l'enfance que le plaisir est nécessaire. La nature détermine à cette époque un mouvement d'excentricité propre à favoriser le développement des organes. Les jeux, les exercices du corps, tous les plaisirs enfin de cet âge sont alors des auxiliaires utiles. Vouloir en priver les enfans, les astreindre à des travaux au-dessus de leur âge, et fixer sur des idées abstraites leur esprit vif et mobile, c'est méconnaître le vœu de la nature, conspirer contre leur santé et leur préparer des maux pour l'avenir. Que les conseils sévères de l'âge avancé ne viennent donc point glacer cette belle saison de la vie.

Les jeunes filles qui sont gaies, vives, se portent rarement mal, tandis que celles qui sont sérieuses et chagrines sont disposées aux affections de nerfs. C'est surtout à l'âge où une fonction nouvelle va s'établir chez elles que les jeux, les distractions sont nécessaires. La danse est alors très-utile : outre le plaisir qu'elle procure, elle nécessite des mouvemens qui favorisent les efforts de la nature. Non-seulement on doit la permettre, mais on devrait leur en faire un devoir.

Les anciens avaient bien apprécié l'importance des plaisirs à cet âge, puisqu'ils créèrent des établissemens où les exercices gymnastiques entraient comme partie essentielle dans l'éducation, et où tous les enfans, rivalisant de zèle, s'efforçaient d'obtenir des palmes qui étaient d'autant plus chères aux parens, qu'elles étaient le garant de leur santé.

Il me serait enfin facile de prouver que le plaisir est utile à l'homme adulte ainsi qu'au vieillard. Mais comme je serais obligé de présenter des considérations trop étendues, et comme personne, du reste, n'est, je crois, tenté de révoquer en doute la proposition dont je m'efforcerais de démontrer la vérité, je me contenterai du faible aperçu que j'ai présenté, et je vais passer immédiatement à l'influence du plaisir sur l'homme malade, qu'il m'importe surtout de faire ressortir.

Les sensations agréables sont utiles dans presque toutes les maladies ; le médecin doit s'efforcer de les faire naître. Le cerveau occupé de sensations extérieures ou d'idées douces, agréables, perçoit moins vivement les impressions pénibles que lui transmettent les viscères. C'est parce qu'ils étaient persuadés de cette vérité, que les anciens considéraient la philosophie, l'éloquence, la morale, comme des moyens médicinaux, à raison des changemens physiques qu'ils opèrent à la suite de l'impression qu'ils font sur l'âme. Il n'est personne qui, arraché au cercle d'idées tristes qui l'assiégeaient, et transporté dans le tourbillon d'un monde nouveau, n'ait vu ses douleurs se suspendre, et n'ait oublié ses chagrins. L'aspect d'un site pittoresque, d'un paysage varié, la mélodie d'un instrument, la joie franche d'une fête pastorale, le grandiose de certaines productions des arts, certaines lectures attachantes, produisent aussi cet effet : l'âme est enivrée, et toute entière aux sensations nouvelles qu'elle éprouve, elle reste quelque temps sourde aux cris des organes souffrans, et, pour me servir des expressions de Bonnefoy (1) « respirant le plaisir par tous les sens, elle est transportée hors de ses limites, et jouit un instant du plaisir d'être seule. »

Les maladies nerveuses sont celles qui réclament le plus impérieusement la distraction, les jeux, les exercices. Les voyages, la danse, l'équitation, sont les moyens dont on retire les effets les plus avantageux. Outre qu'ils occupent l'esprit et remédient à cette fixité d'idées qui assiègent les malades, ils sont encore favorables, en excitant les systèmes musculaire et sanguin, en leur donnant plus d'énergie et les mettant à même de contre-balancer l'action trop forte du système nerveux. C'est principalement chez les femmes délicates, impressionnables,

(1) Mém. sur les passions.

et qui vivent dans la mollesse et l'oisiveté, qu'on remarque ce qu'on appelle vapeurs. L'exercice en est le meilleur remède ; c'est pour l'obtenir que Senac exigeait de ses malades qu'elles cirassent elles-mêmes leur parquet, prétendant que les émanations qui s'élevaient de la cire, pendant le frottement, étaient le spécifique des vapeurs. Il obtint, par ce moyen, et par des promenades exigées pour la digestion d'un verre d'eau de la Seine, qu'il décorait d'un titre pompeux, de très-nombreuses cures. Mais bientôt il fit connaître la vérité, et dès-lors le remède isolé du merveilleux dont il avait jusqu'alors été entouré fut discrédité. Ce résultat, que la connaissance de l'esprit humain devait faire prévoir, doit apprendre aux médecins que lorsque l'exercice leur paraît nécessaire contre de telles maladies, ils doivent chercher à l'obtenir par des voyages aux sources d'eaux minérales, ou en engageant leurs malades à aller respirer l'air plus convenable d'un climat éloigné. La distraction, le mouvement, les plaisirs divers que ces voyages procurent, rassurent le moral affecté, et font une diversion favorable. Les Egyptiens avaient bien apprécié l'efficacité de ces moyens. « Dans plusieurs parties de l'Egypte, il y avait des temples dédiés à Saturne, où les malades se rendaient en foule, et où les prêtres, profitant de leur crédulité confiante, secondaient leur

guérison prétendue miraculeuse par tous les moyens
que l'hygiène peut imaginer : jeux, exercices ré-
créatifs de toute espèce, peintures voluptueuses,
images séduisantes, chants agréables se trouvaient
réunis. Les malades se promenaient dans des jardins
fleuris, dans des bosquets ornés avec un art recher-
ché : tantôt on leur faisait respirer un air frais et
salubre sur le Nil, dans des bateaux décorés et au
milieu de concerts champêtres : tantôt on les con-
duisait dans des îles riantes où, sous le symbole de
quelque divinité protectrice, on leur procurait des
spectacles nouveaux et des sociétés agréables et
choisies. Tous les momens enfin étaient consacrés
à quelque scène gaie, à des danses grotesques, à
un système d'amusemens diversifiés, et soutenus
par des idées religieuses (1) ; » aussi, des milliers
de cures étaient obtenues chaque année. Ces moyens
moraux sont très-utiles contre la mélancolie, l'hystérie, certaines épilepsies, et même contre la manie,
pourvu qu'on fasse aller de pair le traitement des
lésions organiques qui produisent ces maux.

Les chagrins ont pour résultat d'opérer une espèce de spasme dans la région précordiale. Le
cœur est serré, dit-on ; dans ces cas, la respiration
est lente, entrecoupée de soupirs, les battemens

(1) Pinel, Nosograph. philosoph.

du cœur sont irréguliers ; la physionomie est altérée, les yeux sont mornes, languissans ; il existe enfin un sentiment de malaise général qui a pour effet de gêner la circulation abdominale, de favoriser les engorgemens des viscères digestifs, du poumon et du cœur. Les remèdes sont alors insuffisans ; agissant sur des organes irrités par la douleur morale, ils peuvent aggraver les accidens. On ne doit donc les employer que comme des auxiliaires, et chercher à dissiper la cause du mal. Il appartient au médecin de chercher à la découvrir. En interrogeant le malade, en parlant devant lui de fortune, de gloire, d'amour, de tout ce qu'il suppose enfin pouvoir l'intéresser, il ne tarde pas à reconnaître à l'agitation du pouls, à l'expression des yeux, à l'intérêt que met celui-ci à parler de tel ou tel objet, quelle est la corde dont les vibrations retentissent à son cœur. C'est ainsi qu'Erasistrate (1) reconnut que la maladie qui consumait Antiochus était produite et entretenue par l'amour qu'il avait pour Stratonice, et qu'il opéra sa guérison, en lui faisant obtenir sa main.

Hippocrate (2) reconnut et guérit de même la maladie qui faisait dépérir Perdiccas, roi de Macédoine, amoureux de Phila, sa belle-mère. Galien

(1) Voyez Plutarque.
(2) Vita Hipp. ad Corner.

(1) ne fut pas moins heureux auprès d'une dame romaine éprise du danseur Pilade. Le docteur Bouvard est appelé auprès d'un commerçant dont la santé s'altérait chaque jour ; il reconnaît une affection triste de l'âme, et parvient à apprendre qu'il a été victime d'une faillite qui compromet sa fortune et son honneur : pour toute ordonnance, Bouvard (2) écrit ces mots : *Bon pour trente mille francs chez mon notaire ;* le malade était guéri deux jours après. Ce trait fait d'autant plus d'honneur à Bouvard, qu'il ne savait pas être sensible en détail, et qu'il ne craignait pas de dire sans façon à ses malades : vous mourrez. Mais par cette seule prescription, il effaça les torts nombreux que sa manière d'agir habituelle lui faisait reprocher avec raison. Qui n'a pas vu, dans les hôpitaux et dans les armées, de jeunes soldats, encore peu accoutumés à la vie rigide des camps, et regrettant la douce aisance dont ils jouissaient chez eux : ils deviennent tristes, moroses, insensibles à tout plaisir autre que celui de parler de leur pays ; et, par suite de cette fixité d'idées qui les absorbent, ils dépérissent, tombent dans le délire et meurent rapidement. Les remèdes sont chez eux inefficaces ; c'est, comme le dit Rousseau, à la médecine des

(1) De Præcognit., lib. ad Posth.
(2) Biographie médic.

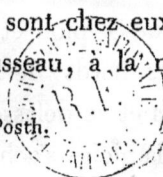

amis qu'il faut alors recourir : parlez-leur de retour-
ner chez eux, promettez-leur un congé, une con-
valescence, vous les voyez renaître ; ces yeux flétris
redeviennent brillans, les digestions dépravées se
rétablissent, et bientôt ils sont pleins de santé et de
vigueur. Mais il faut remplir votre promesse, sans
quoi, trompés dans leur espoir le plus cher, ils re-
tombent facilement.

L'exercice et la distraction sont indispensables
chez les hommes de lettres. Tout organe a besoin
de repos, et le cerveau plus que tout autre. Si cet
organe a une telle activité qu'il faut nécessairement
qu'il s'occupe de quelque chose, on doit inter-
rompre son travail par la lecture de ces écrits
légers où l'imagination de l'auteur a fait tous les
frais, et où il n'y a rien à méditer, rien à retenir.
C'est ce qu'un homme d'esprit appelait mettre son
cerveau à la diette. L'exercice, en procurant de la
distraction et produisant une répartition régulière des
forces, est très-salutaire. C'est parce qu'ils en con-
naissaient l'importance, que Straton de Lampsaque
et Agésilas allaient à cheval sur un bâton avec leurs
enfans ; et que Scipion et Lælius jouaient aux petits
palets sur les bords de la mer, pour faire trève à
leurs rêveries et se délasser de leurs travaux. La renommée et la gloire s'achètent trop souvent au prix
de la santé ; et quoique l'histoire nous apprenne que

Plutarque, Homère, Parménide, Hippocrate, Platon, Galilée, Leibnitz, Locke, Newton, Boërrhaave et autres grands maîtres poussèrent fort loin leur carrière, l'expérience journalière nous démontre que la tension continuelle de l'esprit et les habitudes sédentaires que contractent les hommes de lettres laborieux, sont la source d'une foule de maux.

Fontenelle vécut, malgré ses travaux, près d'un siècle : mais il nous apprend qu'il observa les règles que nous traçons avec Tissot (1), et qu'il eut toujours le soin d'éviter tout ce qui pouvait lui causer de la tristesse ou du chagrin. Galien, qui arriva aussi jusqu'à un âge avancé, observa les mêmes lois et se fit un devoir de ne jamais s'attrister ou s'irriter.

La musique (2) a de tout temps été considérée comme efficace dans beaucoup de maladies, mais surtout dans les maux de nerfs. Les anciens en faisaient le plus grand cas. Chiron appaisait avec sa guitare le bouillant Achille ; David calmait avec sa harpe le délire furieux de Saül ; Asclépiade la regardait comme le souverain remède des maladies de l'esprit. Chrysippe assure qu'elle a guéri l'épilepsie, Sauvages la migraine, Pomme et Tissot l'hystérie. Enfin Plutarque rapporte que Thalétas délivra les Lacédémoniens de la peste par les accens

(1) Mal. des gens de lettres.
(2) Hist. acad. des sciences, 1702, 1708. — Plutarque *De musicâ*. — Tissot, Mal. de nerfs. — Haller, *Elementa physiolog.*

de sa lyre: ce que l'on peut comprendre jusqu'à un certain point, lorsqu'on sait que la crainte et la tristesse sont des causes prédisposantes à cette maladie. Mais pour que la musique soit utile, il faut choisir un rhytme et un mouvement convenables à la position des malades, car des chants et des mouvemens différens produisent des effets opposés.

Mais les fêtes, les voyages, les spectacles, l'exercice, ne peuvent pas être toujours mis à profit. Les malades qui, étendus sur un lit de douleur, sont en proie à des affections graves ou douloureuses ont besoin de moyens moraux appropriés à leur position. S'ils peuvent recevoir quelques impressions morales vives, elles ne sont que passagères; leur âme enivrée un moment est bientôt fatiguée de l'état artificiel où elle se trouve; elle retombe dans l'affaissement, et n'est que plus péniblement affectée par les sensations douloureuses qu'elle reçoit des viscères. C'est par des consolations, des encouragemens, des distractions légères, par tous les moyens enfin qui peuvent dissiper leur tristesse, qu'on leur procure les seuls plaisirs qu'ils puissent réellement goûter. Doux, complaisant sans faiblesse, compatissant, le médecin doit écouter patiemment l'histoire détaillée, quoique souvent insignifiante, des symptômes divers qu'ont éprouvés les malades. Ceux-ci croient que toutes les nuances de douleurs

qu'ils ont perçues sont importantes à faire connaître ; ils insistent avec prolixité : parler de leur
mal est un plaisir pour eux. Pourquoi leur refuser
cette petite jouissance ? Se montrer impatient de
leur échapper, c'est leur donner l'idée que vous ne
voulez pas étudier leur maladie, que vous êtes peu
en état de la guérir, et perdre cette confiance ab-
solue qui est nécessaire pour le succès du traitement.
C'est peu, en effet, que de leur donner un breu-
vage salutaire, il faut encore qu'il soit pris avec
confiance, que l'espoir d'en être soulagé paraisse
fondé, et que l'esprit ne conçoive aucune inquiétude
sur ses effets. Le médecin doit, en général, avoir
l'air calme, bienveillant, et ne jamais oublier qu'il
est en face d'un être souffrant, intéressé à lire dans
ses regards et à aspirer sa pensée. Il doit s'efforcer de persuader que le mal a peu de gravité,
donner des explications rassurantes des phénomènes
observés, et tâcher d'inspirer beaucoup de confiance
pour le traitement, en ayant l'air d'y en avoir beaucoup lui-même. S'il a l'air soucieux, grave, si ses
prescriptions sont précédées de méditations prolon-
gées, si sa langue paraît se refuser à prononcer
quelques mots d'encouragement, si ses traits mo-
biles, enfin, peignent trop bien les émotions fâcheuses qu'il éprouve, l'âme du malade se resserre,
son imagination s'exalte, son esprit est bientôt as-

siégé par des idées sinistres ; les images les plus
effrayantes le poursuivent dans ses rêves, le sommeil
fuit sa paupière, et ce n'est qu'avec beaucoup de
temps et de peine que le médecin parvient à répa-
rer le mal qu'il a fait. S'il sait, au contraire, ras-
surer son malade, il est attendu avec impatience,
sa présence fait plaisir, et ses paroles sont un baume
consolateur, dont l'heureux effet se prolonge pendant une partie de la journée. C'est avec raison
qu'Hippocrate a dit que les médecins guérissent
autant par la confiance qu'ils inspirent, que par les
remèdes qu'ils donnent. Ce père de l'art était si
persuadé de cette vérité, que pour décider de l'ap-
titude des candidats, il cherchait à savoir s'ils aimaient
mieux les hommes que la science, persuadé que
l'amour de l'humanité produit nécessairement l'a-
mour de l'art, tandis que l'amour seul de la science
peut produire des savans, mais ne fait jamais de
véritables médecins.

C'est surtout dans les hôpitaux que l'humanité
est nécessaire. Là, isolés, entourés d'êtres qui leur
sont étrangers, privés de ces douces consolations
qu'ils recevraient dans le sein de leur famille ;
effrayés par le spectacle déchirant des misères
humaines, par le nombre des victimes que dévore
chaque jour sous leurs yeux l'insatiable mort ; redou-
tant à chaque instant de voir s'appesantir sur leur

tête cette terrible faulx qu'elle promène autour d'eux, les malades sont en proie à la crainte, à la tristesse, au désespoir. Quel sera donc leur sort, si le médecin ne relève pas leur moral par des paroles bienveillantes, s'il ne leur inspire pas de confiance, s'il n'a pas l'air de prendre à leur sort tout l'intérêt qu'il mérite ? Ils dépériront à vue d'œil, et iront bientôt grossir la liste des victimes de son inhumanité. Ah ! que les ressources de la médecine seraient bornées si elle était privée de celles que les moyens moraux lui fournissent, et qu'il connaît peu les obligations que lui impose son ministère, celui qui reste froid au cri de la douleur, et ne sait donner que des remèdes, alors que c'est à l'âme qu'il faut parler. La mort a mille armes pour détruire ; le médecin ne doit négliger aucun des moyens de lui résister ; rien ne doit lui paraître trop minutieux ; tout peut concourir à la guérison. Il doit faire en sorte que l'appartement de ses malades soit orné d'une manière agréable, que leur lit soit placé de manière à ce que, si faire se peut, ils puissent étendre leur vue sur un jardin ou sur la campagne ; que les personnes qui sont admises auprès d'eux soient en petit nombre, et soient vues avec plaisir ; la conversation ne doit rouler que sur des objets qui puissent leur être agréables ; il ne doit point y être question des autres personnes

de la ville qui sont également indisposées. L'an-
nonce de leur guérison leur fait faire un pénible
retour sur eux-mêmes, et les fait gémir de la durée
de leur mal ; celle de leur mort leur procure souvent une émotion pénible. Le plus léger rapport
d'âge, de maladie, de parenté, les souvenirs d'an-
ciennes liaisons, quoique peu intimes, les y attachent
et les font regretter vivement. Le choix d'une garde
est surtout important : c'est auprès d'elle que les
malades cessent de se contraindre, qu'ils pleurent,
qu'ils font connaître leurs craintes ; c'est elle qu'ils
interrogent pour savoir ce que dit le médecin, ce
que font les parens, ce que pense le public. Si elle
manque de prudence ou d'adresse, si, tout en se
taisant, elle a l'air de cacher un secret, c'en est
fait. La vérité leur apparaît hideuse ; leurs yeux se
dessillent, et ils éprouvent bientôt toutes les an-
goisses de la terreur. Ah ! si je reviens de cette
maladie, disait Mirabeau, peu de temps avant sa
mort, je ferai un bon mémoire sur l'art des garde-
malade. Des lectures conformes au goût des malades font souvent trêve à leurs rêveries, et opèrent
un calme satisfaisant; mais on doit les suspendre
ou les cesser, si elles paraissent produire une impression trop profonde. Malebranche fut saisi d'une
palpitation violente en lisant le *Traité de l'Homme*
de Descartes, et Lorry rapporte avoir connu un

professeur de rhétorique qui se trouvait mal à la lecture des beaux morceaux d'Homère.

C'est surtout au moment où la douloureuse fonction de l'accouchement s'exécute que les femmes ont besoin d'être soutenues par l'espérance de voir bientôt terminer leurs douleurs, et la confiance qu'il n'y a rien de fâcheux à redouter. Si l'effroi s'empare de leur âme, elles tombent dans un état de découragement qui arrête les contractions de l'utérus, compromet les jours de l'enfant, et peut occasionner une perte funeste. Si l'hémorragie a lieu, le médecin doit faire aller de pair les moyens thérapeutiques et les moyens moraux. Il est nécessaire de calmer leurs inquiétudes, et pour cela il doit être calme lui-même, car elles jugent du danger qu'elles courent par l'agitation et le trouble qu'il éprouve. C'est par son sang-froid et sa prudence qu'un chirurgien habile, Petit, sauva la vie à un homme qu'il avait opéré de la taille, et qui éprouvait une hémorragie abondante : accourez, Monsieur, disait le malade, je perds tout mon sang, je suis perdu. Le chirurgien examine, et lui dit avec le calme de la confiance : vous perdez si peu tout votre sang, que dans un quart-d'heure vous serez saigné. Ces paroles rassurantes produisirent un si heureux effet, que les vaisseaux dont les orifices

restaient béans par suite de la terreur, se contrac-
tèrent, et l'hémorragie fut arrêtée.

La tristesse, le découragement sont très-funestes
chez les personnes qui ont subi des opérations, ou
qui ont des plaies suppurantes. La pourriture d'hôpital, la gangrène sont souvent dues à ces causes ;
aussi doit-on s'efforcer de les dissiper, et d'entretenir chez les malades la tranquillité d'âme, et,
si faire se peut, cette belle humeur qui, d'après
Celse et Hippocrate, suffit seule quelquefois pour
opérer la guérison. Il est d'observation aux armées
que les soldats blessés qui appartiennent au parti
victorieux guérissent beaucoup plus vîte que les
autres, bien que les soins qu'on leur donne soient
les mêmes. Mais l'état de leur moral est différent,
et le physique en reçoit une influence salutaire dans
le premier cas, et fàcheuse dans l'autre. C'est parce
qu'il connaissait l'influence funeste du découragement, que l'intrépide Desgenettes ne craignit pas
de s'inoculer la peste, en présence de tous les
malades de l'hôpital de Saint-Jean-d'Acre, pour
relever leur moral abattu, et leur faire croire qu'ils
n'étaient point atteints de cette maladie.

Si la tranquillité d'âme, la confiance, l'espérance,
les distractions, sont utiles, la joie l'est encore
davantage dans quelques cas. On lui a vu guérir
des jaunisses, des paralysies, des maladies de lan-

gueur , des fièvres intermittentes. Le docteur Citois avait si souvent remarqué que cette émotion agréable était utile au cardinal de Richelieu, que celui-ci étant tombé malade après que Boisrobert, qui était l'homme le plus agréable de son temps , fut tombé dans sa disgrâce, il lui dit : Monseigneur , tous nos remèdes seront inutiles si nous n'y mêlons pas un peu de Boisrobert. L'histoire nous apprend qu'une lettre du président de Thou fit tant de plaisir à M. Peyresc, qu'il fut guéri d'une paralysie. Coringius, atteint d'une fièvre tierce, eut tant de plaisir à causer avec Meibomius, qu'il fut guéri. Un malheureux avait en vain employé tous les remèdes qu'on lui avait prescrits ; son fils, qu'il croyait mort à l'armée , arrive : il est guéri. Le prince de Saxe-Weimar avait un accès de fièvre chaque jour à midi ; les remèdes avaient long-temps été inutiles. Huffeland, son médecin , avance un jour son horloge de deux heures ; la joie qu'éprouva le prince de se croire guéri , le guérit en effet. Le trouble qu'occasionne une joie vive et inattendue opère une véritable révulsion, et modifie l'habitude morbifique qu'avaient contractée certains organes. Mais le médecin ne doit chercher à le produire qu'avec ménagement et prudence, car il arrive quelquefois que des émotions agréables, vives, produisent la mort même chez des personnes bien portantes.

Diagoras mourut de plaisir en posant une couronne sur la tête de ses fils, vainqueurs aux jeux olympiques. Sophocle et philippide sont morts de joie. Deux dames romaines moururent en embrassant leurs fils qu'elles croyaient morts à la bataille de Cannes. Denis, roi de Syracuse, paya de sa vie l'honneur d'une palme académique. La nièce de Leibnitz mourut de joie en trouvant soixante mille ducats que lui laissait son oncle. Foucquet périt en apprenant que Louis XIV lui faisait grâce. Enfin, le pape Léon X « ayant esté adverty, dit Montaigne, » de la prinse de Milan, qu'il avait extremement » souhaittée, entra en tel excès de joye, que la » fievre l'en print, et en mourust. »

Le rire que fait naître la joie peut être utile dans beaucoup de cas. Les contractions saccadées du diaphragme qu'il détermine activent le mouvement du sang dans les vaisseaux de la veine porte, accélèrent les battemens du cœur, réveillent l'action des muscles qui s'attachent aux côtes, et impriment à toute la machine une secousse qui est souvent favorable. Aussi cherche-t-on à solliciter le rire chez les personnes qui ont des engorgemens indolens des viscères abdominaux, chez les enfans qui sont disposés au carreau, ou qui sont atteints de scrophules, chez les femmes dont la matrice tombe dans l'inertie au moment de l'accouchement : dans tous les cas, en un mot, où il y a langueur dans les fonctions ; mais lorsqu'il dure trop long-temps, le rire a pour résultat d'engorger le cœur, le poumon, et par suite le cerveau, et peut donner lieu à l'apoplexie, à l'asphyxie, et souvent à la rupture d'anévrismes. Erasme, suffoqué par une vomique, en fut délivré par un rire excessif qui la fit évacuer. Un cardinal mourant dut la vie à son singe, dont la tournure grotesque, un jour qu'il s'était coiffé de son chapeau, lui causa de grands éclats de rire. Mais les mêmes causes qui eurent de si grands résultats dans ces cas ont entraîné la mort dans beaucoup d'autres. Le peintre Zeuxis rit tant en voyant un portrait de vieille femme qu'il venait de finir, qu'il mourut. Le poète Philémon mourut de rire, en voyant un âne manger des figues sur sa table et son esclave lui servir à boire. Marcutus périt dans un accès de gaîté qu'occasionna la vue d'un singe qui prenait ses bottes, et nous savons que c'est en déterminant par le châtouillement un rire inextinguible qu'on faisait périr les Calvinistes des Cévennes.

Messieurs, le rôle du médecin ne se termine pas au moment où les ressources de son art deviennent insuffisantes. S'il ne peut prévenir la mort, il doit s'efforcer de la retarder et d'en rendre l'approche moins douloureuse.

L'art de rendre la mort douce, a dit avec raison Bacon, est le juste complément de celui qui en retarde l'époque. C'est surtout auprès des malades en proie à une affection mortelle que le médecin doit redoubler de soins, d'empressemens. Ne pouvant dissiper le mal par des remèdes, sa mission est de soutenir leur courage, pour qu'ils puissent lui résister plus long-temps ; de veiller à ce que leur esprit ne soit point assiégé par des prévisions sinistres, et d'entretenir leur espérance, seul plaisir qu'ils puissent alors goûter. Dans ces circonstances fâcheuses, promettre c'est donner, espérer c'est jouir. Qu'il ne refuse donc pas d'obéir aux vœux des malades qui désirent sa présence. Il y aurait une fausse délicatesse à agir autrement. Ses absences, chaque jour motivées sur un prétexte frivole, sont bientôt remarquées ; l'esprit des malades en est frappé. Ils en concluent qu'on reconnaît qu'il n'y a plus rien à faire pour eux, qu'ils sont dévoués a une mort certaine, et dès-lors ils tombent dans le désespoir. Si la prudence est nécessaire auprès d'eux, elle ne l'est pas moins auprès des personnes qui paraissent s'y intéresser. Interrogé sans cesse sur l'issue probable du mal, le médecin ne doit faire connaître toutes ces craintes qu'aux personnes sur la discrétion desquelles il peut compter. Sans cela, tout se dit, tout se répète, et si les malades n'en sont pas direc-

tement instruits, ils le sont bientôt par l'air triste
de ceux qui les abordent, par les larmes mal con-
tenues de leurs parens, de leurs amis, par les chu-
chottemens et les visites de curiosité. Quel coup
terrible pour eux, qui naguères nourrissaient encore l'espoir de guérir, et qui peut-être en effet
auraient pu être rendus à la vie, si ces émotions
douloureuses n'étaient pas venues détruire le fil
léger qui les y attachait encore. Je sais qu'il y a de
l'avantage pour le médecin, à annoncer à toute une
ville que telle personne, quoique peu gravement
affectée, est dans une position fâcheuse. Si elle
meurt, il l'avait dit; si elle guérit, brillante cure.
Mais ces moyens de succès ne sont plus de notre
âge; les véritables médecins en ont fait justice.
Ceux-ci savent toujours faire céder les calculs de
l'égoïsme devant des considérations plus élevées, et
n'oublient jamais que celui qui s'est dévoué à l'utilité de ses concitoyens ne doit, dans aucun cas,
mettre dans la balance leur intérêt avec le sien.

Guérir ou soulager, voilà le but que se propose
le médecin. Si tu ne peux soulager, du moins ne
nuis pas; voilà sa devise. S'il redoute les effets de
paroles indiscrètes, qu'il sache donc se taire, et
qu'il ne recherche pas d'autre approbation que celle
de sa conscience. S'il agissait autrement, il ne serait

plus qu'un courtisan, et son noble ministère ne serait plus dans ses mains que charlatanisme.

Doit-on répondre d'une manière positive aux malades qui vous supplient de leur faire connaître le danger de leur position? Non, Messieurs; l'homme le plus courageux, le plus résigné n'entend jamais, sans une profonde émotion, l'arrêt fatal que porte un médecin, et celui-ci serait coupable d'obeir à la lettre à ses volontés. Notre science est-elle arrivée à un tel degré de perfection que nous ne puissions jamais nous tromper? Et la nature n'opère-t-elle de cures que celles que nous avions prévues? Non, sans doute. Sachons donc conserver les faibles ressources qui nous restent, et n'ayons jamais le regret d'avoir concouru à accélérer le moment de la mort. Huffeland eut la bonhomie de croire un officier prussien qui, paraissant résigné à son sort, demanda qu'il lui fût dévoilé sans détour. Je n'espère plus rien, lui dit Hufeland. Il eut la douleur d'apprendre, une heure après, que ce jeune homme s'était brûlé la cervelle.

Ne détruisons donc jamais complètement l'espérance; soutenons par de douces illusions; dissipons l'amertume des derniers momens; parons enfin de fleurs le chemin qui conduit à la tombe, et nous aurons dignement rempli la mission pénible qui nous fut confiée.

Au Puy, Imprim. de Guilhaume.

www.ingramcontent.com/pod-product-compliance
Lightning Source LLC
Chambersburg PA
CBHW060522210326
41520CB00015B/4263